TRAITEMENT SPÉCIAL

DES

AFFECTIONS GASTRO-INTESTINALES

le plus ordinairement désignées sous le nom de

DYSPEPSIE

Par les EAUX de POUGUES

PAR

Le Dʳ LOGERAIS

Médecin inspecteur de Pougues

Ancien interne des hôpitaux de Paris,
Membre correspondant de la Société médicale d'hydrologie,
de la Société anatomique,
de la Société médicale d'Angers,
Lauréat de l'Académie de Médecine, etc.

PARIS

IMPRIMERIE Vᵉ ÉTHIOU-PÉROU

RUE DAMIETTE, 2 ET 4

1881

AFFECTIONS GASTRO-INTESTINALES

le plus ordinairement désignées sous le nom de

DYSPEPSIE

Par les EAUX de POUGUES

Sous la dénomination de *Dyspepsie*, on comprend évidemment différentes affections qui pourraient être plus ou moins distinctes les unes des autres, mais toutes ont pour *objectif* les troubles des fonctions gastro-intestinales.

La *Dyspepsie* (en grec δυσπεψια, de δυς, *difficile*, et πεψις, *coction, digestion*) exprime la difficulté de digérer. On entend par ce mot un ensemble de symptômes qui paraissent avoir l'estomac pour siège ou point de départ et sont surtout d'ordre fonctionnel.

C'est une maladie chronique dont il faut séparer toute affection aiguë. Nous pouvons y faire rentrer la *Gastrite* chronique. Broussais faisait jouer un grand rôle à la *Gastrite* aiguë et chronique. Ce nom de *Gastrite* a été ensuite presque rayé du cadre médical, à tort sans doute ; car, quoique la *Gastrite* ne soit pas aussi commune que l'avait proclamé le célèbre nosologiste, elle existe néanmoins, et nous voyons des malades atteints de *Gastrite* chronique se présenter à Pougues et se trouver très bien du traitement que nous leur faisons subir.

Nous pouvons aussi ranger dans le cadre de la *Dyspepsie* la *gastralgie* ou *cardialgie*, les *embarras gastriques* chroniques, les *rapports gazeux, nidoreux*, les *vertiges stomacaux*. N'oublions pas non plus les *dyspepsies* qui précèdent les lésions organiques de l'estomac, les *ulcères* simples de cet organe, les *dyspepsies intestinales, arthritiques, gout-*

teuses, urémiques, celles qui tiennent aux affections du foie, du pancréas, enfin tout trouble fonctionnel *dyspepsique* qui accompagne les affections *diathésiques*.

On peut distinguer deux formes de *dyspepsie :* la première, que l'on pourrait appeler *hyperesthésique,* qui s'associe volontiers à l'excès de vascularisation de la muqueuse — il n'y a qu'un pas de cette forme à la *Gastrite,* — et la forme *anesthésique*, qui correspond à un état tout différent de la muqueuse stomacale. Celle-ci serait pâle, la circulation y languit, la langue se charge, l'appétit n'existe plus : c'est l'embarras gastrique avec toutes ses variétés.

Dans la première forme, il y a un excès de production de *suc gastrique* qui se manifeste par un sentiment de brûlure à l'estomac et des régurgitations acides. C'est la *cardialgie* des auteurs, la *gastralgie*, la *dyspepsie acide*. Dans la seconde forme, au contraire, le suc gastrique se tarit, la sécrétion du mucus diminue ; il y a des nausées, des vomissements de matières glaireuses, alcalines.

Dans la Dyspepsie hyperesthésique, nous trouvons deux ordres de symptômes : 1° les premiers procèdent directement de l'appareil digestif et surtout de l'estomac ; 2° les seconds ne sont que la conséquence indirecte des troubles de la digestion.

Comme symptômes ou signes directs, l'appétit est généralement conservé ; les malades évitent bien parfois de le satisfaire pour s'épargner les malaises qui sont occasionnés par l'acte de la digestion. Quelquefois même, cet appétit est excessif, surtout lorsque, par suite de l'intolérance de l'estomac et le relâchement du pylore, les aliments passent dans l'intestin sans être digérés.

Cette faim vorace s'appelle *boulymie*. Quelquefois, les goûts sont dépravés, les malades absorbent des substances peu compatibles ou tout à fait étrangères à l'alimentation, comme dans les *dyspepsies chlorotiques* ou *hystériques ;* on voit des malades manger des crayons, des pierres d'ardoise ; ce sont alors des symptômes désignés sous le nom de *pica, malacia*.

Les dyspepsiques sont en outre capricieux dans leurs goûts ; ils adoptent souvent un aliment et n'en veulent pas d'autres, pour bientôt l'abandonner : ils ne peuvent plus le tolérer et passent à un autre.

L'arrivée des aliments dans l'estomac produit des sensations variées ; parfois, ces sensations sont très douloureuses, vives, poignantes, d'où le nom de *cardialgie, gastralgie*. Cette sensation est en rapport avec une irritabilité extrême de la muqueuse stomacale.

Cette sensation douloureuse persiste habituellement aussi longtemps que les aliments séjournent dans l'estomac et même parfois au delà. Elle est encore produite dans l'état de vacuité. On peut présumer que c'est le contact du suc *gastrique* en excès qui est la cause de cette douleur persistante. C'est parfois une sensation de brûlure à laquelle on a donné le nom de *pyrosis*.

Les sensations accusées par les dyspepsiques ne sont pas toujours aussi douloureuses; elles consistent en un sentiment de gêne, de pesanteur, de corps étranger dans l'estomac, de tension; le malade est obligé de desserrer ses vêtements après le repas, par suite du développement de gaz dans l'estomac; on peut sentir parfois une fluctuation, produit du mélange des gaz et des liquides dans ce viscère.

Des renvois gazeux ou *éructations* se présentent très souvent; ils sont produits par la flatulence de l'estomac et soulagent ordinairement le malade. Ces gaz sont souvent inodores et quelquefois ont l'odeur des aliments pris et surtout du vin. Parfois, ils ont une odeur fétide, sulfureuse et annoncent un commencement de putridité; c'est le caractère des indigestions. On voit aussi se produire des *régurgitations;* ce sont des rapports de matières plus ou moins acides et principalement d'aliments qui sont arrivés à un degré plus ou moins avancé de *chymification*. Généralement, ces liquides régurgités sont très-acides et sont accompagnés du pyrosis dont nous avons parlé plus haut. Cette sensation de brûlure plus ou moins marquée se prolonge parfois plus haut dans l'œsophage et jusque dans l'arrière-bouche.

Ces symptômes, avons-nous dit, se présentent ordinairement tant qu'il existe des aliments dans l'estomac; parfois même, ils ne se produisent que plusieurs heures après le repas. Souvent la souffrance est retardée et peut indiquer que le trouble fonctionnel se produit surtout dans l'intestin; ce serait la *dyspepsie gastro-intestinale*. Néanmoins, la digestion stomacale a bien au moins quatre heures de durée et peut se prolonger davantage; il ne faudrait pas penser que l'estomac n'est pas troublé dans ses fonctions, si les douleurs n'apparaissaient que cinq heures après l'ingestion des aliments. Au reste, quand le trouble fonctionnel s'étend à l'intestin, ou s'il n'a lieu que dans cette partie, il existe d'autres symptômes qui l'indiquent; de plus, nous voyons habituellement de la *diarrhée*, tandis que, dans la dyspepsie stomacale, nous avons le plus ordinairement de la constipation.

Les *vomissements* qui accompagnent la *dyspepsie* varient dans leur caractère et leur signification. Il y a d'abord le vomissement de l'indigestion; c'est un moyen pour l'estomac de se débarrasser des aliments qui le fatiguent et ne peuvent être digérés; puis les vomissements de la dyspepsie chronique. Les uns sont alimentaires, d'autres renferment des matières liquides claires, inodores, insipides : on leur donne vulgairement le nom de *pituite*. C'est une espèce de *catarrhe stomacal* ou gastrorrhée. C'est un accident qui se présente dans différentes formes de dyspepsie et peut être parfois le prélude de lésion organique.

A ces accidents, qui produisent les symptômes dont l'estomac est le siège, succède le passage du chyme, plus ou moins élaboré, de l'estomac dans l'intestin. Le malade éprouve de la gêne intestinale, qui se traduit par des tensions sous-ombilicales et dans les hypocondres; des borborygmes, produits des gaz qui se développent et se déplacent dans l'intestin.

Nous voyons deux symptômes principaux se manifester : la *constipation*, qui se présente le plus souvent dans la dyspepsie stomacale, et la *lienterie* ou *diarrhée*, précédée de douleurs intestinales, qui se produit le plus souvent dans la dyspepsie intestinale. On voit souvent alterner ces deux formes : constipation et diarrhée, qui se remplacent alternativement.

Lorsque la digestion a parcouru toutes ses phases, le malade éprouve souvent un sentiment profond de lassitude et d'épuisement qui est presque aussi pénible que les sensations douloureuses précédentes. Il ressent alors des tiraillements d'estomac très-fatigants.

Nous voyons s'associer ou succéder d'autres signes *indirects* de la *dyspepsie*. Les uns sont physiologiques et ne font qu'exprimer les différentes sympathies de l'estomac, et les autres, organiques, accusent les troubles que des digestions mal faites amènent dans la nutrition. Cet état ne permet plus l'absorption des matériaux nécessaires à l'entretien de l'organisme.

Les premiers sont des troubles *névropathiques*.

L'estomac communique avec le reste de l'organisme par deux ordres de nerfs. Les uns appartiennent au *grand sympathique ;* ils sont exclusivement moteurs, ne font que transmettre une influence centrifuge dont l'origine doit être reportée en un point quelconque de la périphérie. Nous n'avons pas à nous en occuper ici. Les autres appartiennent au *pneumo-gastrique ;* ceux-ci, au contraire, subissent les impressions de l'estomac, les transmettent aux différents centres nerveux et, par leur intermédiaire, aux différentes régions qui sont en sympathie avec l'organe central de la digestion. Nous voyons surgir différentes névralgies produites par ces impressions : *point douloureux dorsal* très-fréquent, *névralgies intercostales* symptomatiques, *céphalées, migraines,* points *arthritiques*. Le malade éprouve des palpitations, le pouls devient *petit, concentré,* la *respiration est gênée ;* il existe parfois une petite toux fatigante à laquelle on donne le nom de *toux gastrique ;* la face est injectée, les extrémités froides. On voit survenir de l'exagération ou de la diminution de la sensibilité dans différentes parties du corps. Ainsi *hyperesthésie* superficielle de certains points qui contraste avec l'*analgésie* sur d'autres régions.

La *motilité* peut être également affectée, soit par de l'agitation *ataxique* générale, d'autres fois par des mouvements convulsifs partiels, tels que le *hoquet*, quelquefois la *chorée*, l'*épilepsie;* d'autres fois, on rencontre un affaiblissement musculaire plus ou moins marqué. Les dyspepsiques, pendant la digestion surtout, éprouvent souvent une sorte d'engourdissement dans les membres, les mouvements leur sont pénibles.

Les fonctions de l'entendement sont aussi souvent altérées; les dyspepsiques éprouvent une grande faiblesse d'esprit, ne peuvent se livrer à aucun travail spécial ou prolongé. Ils sont irritables, sombres, taciturnes, deviennent hypocondriaques, s'affectent beaucoup et se croient atteints des lésions les plus graves, de cancer, et se découragent profondément. Nous rencontrons, parmi les symptômes propres à cet ordre de troubles, une affection bizarre et encore assez commune : c'est le *vertige stomacal*, qui affecte énormément celui qui en est atteint.

C'est une espèce de sensation illusoire très fatigante. Le malade, s'il est debout, voit tout tourner autour de lui et est obligé de se cramponner aux objets environnants ; il peut parfois fléchir sous lui. Couché, il voit son lit tourner. Ces accidents sont parfois accompagnés ou précédés de vomissements, quand le vertige se produit pendant l'acte de la digestion.

Enfin la nutrition finit par être atteinte, si la dyspepsie se prolonge. Les forces s'en vont tout à fait, l'amaigrissement se prononce, et même, chez certains dyspepsiques, la *consomption* est poussée si loin, que l'on pourrait penser qu'elle est produite par une lésion organique. On dirait qu'il existe une *phtisie* dyspepsique : le sang s'altère, l'*anémie* se prononce et il en résulte un état particulier du sang que l'on appelle *hydrémie, pléthore séreuse;* on voit survenir une infiltration séreuse des membres et même parfois l'albuminurie.

La dyspepsie ne se bornerait pas à produire l'*anémie;* elle pourrait même, suivant Beau, favoriser la production de lésions organiques : phtisie pulmonaire, cancer de l'estomac et autres.

Sous la seconde forme, *anesthésique* ou muqueuse, la dyspepsie présente un type tout différent. Au lieu d'un état irritatif, nous voyons un état de langueur, de faiblesse, de manque de vitalité ; c'est l'embarras gastrique, avec la langue saburrale. Quelquefois on voit les deux formes se succéder l'une à l'autre ; à la période franchement muqueuse succède une phase irritative et même franchement inflammatoire, avec la langue rouge et sèche. Dans cette forme anesthésique, la langue est sale, se couvre d'un enduit visqueux, muqueux, avec la perte d'appétit ou *anorexie*. La présence des aliments dans l'estomac, au lieu de douleurs plus ou moins vives, produit une gêne, un sentiment de pesanteur; l'épigastre se ballonne, les nausées, les renvois fétides, les régurgitations fades et alcalines se produisent. Cette forme *dyspepsique* peut être le symptôme de fièvre typhoïde, d'affection des reins, concommittante de la goutte, de la gravelle et surtout des affections du foié.

Je n'ai pas la prétention de faire dans cet opuscule la description complète de cet état pathologique complexe appelé *dyspepsie*. J'ai voulu seulement rapporter quelques-uns des symptômes principaux que l'on voit se développer dans les différentes variétés que présente cette maladie.

Rien de fréquent comme cette affection. Une foule de causes y prédisposent : les écarts de régime, la vie sédentaire, l'irrégularité des repas, les préoccupations de toute sorte, les fatigues, les chagrins, etc., sont autant de causes qui l'engendrent; il faut aussi y joindre des prédispositions héréditaires. Chacun hérite du caractère, des formes extérieures, de la constitution de ses parents. Combien de fois n'avons-nous pas entendu dire : « J'ai mal à l'estomac comme l'avait mon père ou ma mère » !

Le plus grand nombre des malades qui sont envoyés à Pougues y sont adressés pour des affections de ce genre, et nous pouvons dire que la *dyspepsie* y domine. Tous ces malades y éprouvent *presque constamment* une amélioration toujours sensible et très souvent une *guérison complète*.

Le repos, la distraction, le changement de vie contribuent bien, sans doute, à la transformation de leur état maladif, mais ce ne sont pas là les causes principales de cette métamorphose. L'eau de Pougues a une action toute spéciale sur la cure de ces affections; elle donne l'appétit, calme les douleurs, fait digérer. Est-ce comme eau alcaline, que l'eau de Pougues combat les excès d'acides de l'estomac? Trousseau dit « qu'il n'y a pas neutralisation, ou du moins celle-ci est insigni-
« fiante. Son action est celle des modificateurs puissants qui impri-
« ment à l'appareil organique sur lequel ils agissent, et mieux encore
« sur l'économie tout entière, une modalité particulière en vertu de
« laquelle les fonctions se régularisent et les sécrétions cessent d'être
« acides. »

L'eau alcaline de Pougues, tout en renfermant une notable quantité de soude, contient beaucoup de magnésie, et surtout de *chaux*. Or, de tout temps, la chaux a été employée dans les affections stomachiques, dans les digestions difficiles. Qu'est-ce que les anciens prescrivaient dans la craie, dans les yeux d'écrevisses? n'était-ce pas la chaux, que notre eau renferme dans une proportion si heureuse, avec une quantité considérable de gaz acide carbonique, adjuvant puissant de la digestion ? Si nous y joignons le fer à faible dose, quelques traces d'iode, on voit que tout concourt à faire de l'eau de Pougues un médicament très précieux dans toutes ces maladies chroniques qui ont besoin d'un excitant modéré, sans l'être trop, pour être modifiées favorablement.

A cette action spéciale sur la muqueuse gastro-intestinale qui s'étend sur tout l'organisme nous joignons un traitement extérieur par les bains et les douches, qui aident puissamment à la cure faite par la boisson. Les bains produisent une sédation sur l'hyperesthésie, qu accompagne souvent la dyspepsie; la douche une révulsion sur le système cutané, qui calme et fortifie l'organisme tout entier. Tous ces moyens aident puissamment à l'accomplissement des fonctions digestives. Ainsi, nous faisons digérer, nous calmons et nous fortifions des malades qui ne pouvaient plus manger, étaient irritables et profondément affaiblis.

J'ai rassemblé un très grand nombre d'observations de malades traités et guéris par cette médication. J'en ai choisi seulement quelques-unes que je présente ici comme spécimen.

L'eau de Pougues (source Saint-Léger) est rangée dans la classe des bicarbonatées calciques.

EAU, UN LITRE

Acide carbonique	0,33
	grammes.
Bicarbonate de chaux.	1,3269
— de magnésie	0,9762
— de soude avec traces de sel de potasse. . .	0,6362
— de fer	0,0206
Sulfate de soude.	0,2700
— de chaux.	0,1900
Chlorure de magnésium	0,3500
Matière organique soluble (glurine).	0,0300
Phosphate de chaux et d'alumine. . . . . . , ...	traces
Acide silicique et alumine	0,0350
	3,8349

M. Mialhe y a, en outre, trouvé des traces notables d'iode.

Plusieurs analyses o été faites à 'École des Mines.

La dernière, en 1874, donne le résultat suivant :

	grammes.
Résidu fixe par litre. . . . , ... ,.	0,400

On a dosé par litre d'eau :

Acide carbonique libre ♦ . . . . , . . .	1,3190
— des bicarbonates.	1,6692
— des carbonates neutres.	1,6692
Acide chlorhydrique.	0,1271
Acide sulfurique.	0,1098
Silice.	0,0250
Oxyde de fer.	0,0120
Chaux	0,6400
Magnésie.	0,1172
Potasse	traces
Soude	0,4770
Matières organiques	0,0320
Lithine.	0,0040
	4,5323

OBSERVATIONS

N° 1. — DYSPEPSIE GASTRALGIQUE

Mme M......, âgée de 56 ans, d'un tempérament sec et nerveux, a vu depuis quelques années sa santé s'altérer profondément, sans qu'on puisse attribuer ce changement à une cause appréciable. Amaigrissement, affaiblissement général, inquiétudes, douleurs vagues, inappétence. Mme M. ... a éprouvé deux bronchites, mais l'auscultation la plus attentive, exercée à plusieurs reprises, n'a donné aucun signe de tuberculisation. Les voies digestives et l'estomac principalement semblent être le siège de la maladie. Deux ans environ avant son arrivée à Pougues, Mme M. ..... fut prise subitement, à la fin d'un repas, d'une douleur atroce siégeant à la région de l'estomac, traversant, pour ainsi dire, le corps de part en part et s'irradiant vers les épaules. Le médecin appelé constata une sensibilité extrême localisée à l'épigastre, une altération profonde des traits, le pouls petit, lent, très dépressible, un refroidissement appréciable de la périphérie du corps. Plusieurs crises de ce genre se présentent tous les six mois environ, brusquement après le repas ; elles cèdent facilement aux narcotiques employés *intus et extra*. Ces crises étaient rarement accompagnées de vomissements et de vomituritions ; mais elles se renouvellent et reviennent de plus en plus fréquentes. La mort de son mari, qui fut enlevé après une très courte maladie, les fatigues et les chagrins qui en furent la conséquence, augmentèrent l'état de souffrance. La teinte ictérique de la peau, la coloration noirâtre des urines (ces symptômes n'eurent pas de durée) et la souffrance que l'ingestion des aliments, soit solides, soit liquides, déterminait infailliblement, conduisirent plusieurs médecins célèbres à soupçonner que cette gastralgie pouvait être symptomatique de quelque lésion organique à son début. Néanmoins, ces confrères jugèrent convenable d'envoyer Mme M..... à Pougues pour y tenter une cure d'eau qui pût modifier cette affection si pénible.

Mme M..... arriva dans un état de débilité extrême ; elle n'avait pu faire le trajet que couchée dans un wagon et avait de là été transportée dans un lit. Elle était très amaigrie, pâle, sans coloration anormale de la peau, mais excessivement faible ; elle fut prise de vomissements dès son arrivée, après l'ingestion d'un bouillon.

Mme M...... ne pouvait, du reste, supporter aucune nourriture, ne voulait même pas y penser, à cause des souffrances que produisait toute espèce d'aliments. J'avoue que l'état de la malade, les craintes manifestées par les savants médecins qui me l'adressaient, me donnèrent, malgré l'examen le plus attentif de tous les organes, et qui fut négatif, des inquiétudes sur le commencement d'une lésion organique de l'estomac. Le traitement par nos eaux devint pour moi, en quelque sorte, la pierre de touche ; aussi, je voulus y procéder avec toutes les précautions désirables.

Je commençai par des doses très minimes d'eau coupée avec du sirop de gomme ; elle passa convenablement. Quelques crises, mais relativement légères, se manifestèrent bien d'abord, mais elles ne furent pas inquiétantes. Il s'agissait, pour moi, tout en traitant la malade, de la nourrir. Elle en avait grand besoin ; elle ne voulait et ne pouvait prendre que du bouillon. J'y joignis du suc de viandes, provenant de bœuf et mouton rôtis, dont j'augmentai progressivement la quantité, ainsi que celle de l'eau ingérée. J'ajoutai des bains peu prolongés. Je vis ma malade reprendre peu à peu ; elle put sucer et bientôt mâcher un peu de viande. Il me fallut même insister longtemps pour engager Mme M..... à avaler une bouchée d'abord, puis deux, tant elle redoutait les souffrances qu'amenait l'ingestion de tout aliment ; aux bains, je joignis les douches tièdes, puis froides. Bientôt, sous l'influence de ce traitement progressif, je vis Mme M..... reprendre ses forces, le teint s'améliorer : les douleurs si redoutées ne reparaissaient plus. Au bout de quinze jours, elle mangeait à table d'hôte presque comme tout le monde. Enfin, après trente-deux jours de séjour à Pougues, Mme M..... le quitta dans *l'état le plus satisfaisant*. Elle revint deux années consécutives confirmer sa guérison, vivant, mangeant comme tout le monde et n'éprouvant plus aucune souffrance.

N° 2. — DYSPEPSIE FLATULENTE

M. C....., âgé de 34 ans, nerveux et d'une constitution assez délicate, peut attribuer sa maladie à des excès de boissons ; il est souffrant depuis douze ans, n'a plus d'appétit, souffre beaucoup de l'estomac, principalement trois à quatre heures après les repas, ne peut presque plus manger et est très souvent gêné par un grand développement de gaz stomacaux. M. C.... est pâle, maigre, très affaibli et en somme fort souffrant.

Après quelque jours de traitement, l'amélioration se prononce d'une manière sensible, l'appétit revient et devient même féroce ; les *digestions* sont faciles, le teint refleurit et le malade quitte Pougues tout à fait *bien portant*.

N° 3. — DYSPEPSIE AVEC CRISES NERVEUSES. — ANÉMIE

M. R....., âgé de 37 ans, sec, maigre, nerveux, à la suite de contentions d'esprit prolongées et de fatigues, fut pris de digestions laborieuses ; l'appétit est conservé, mais le malade ne peut le satisfaire sans s'exposer à des crises nerveuses très douloureuses, siégeant à la région de l'estomac. Ces douleurs ressemblent à des *coliques hépatiques;* à plusieurs reprises la peau présente une *teinte ictérique,* on peut croire que des calculs biliaires engagés dans les conduits biliaires interrompent le cours de la bile ; les urines, parfois noirâtres, ont présenté un caractère bilieux; toutefois des recherches minutieuses faites dans les excréments pour retrouver des calculs n'ont pas abouti ; le malade est pâle, émacé, a considérablement maigri; l'anémie est très prononcée; le poids du corps de 80 kilogrammes est tombé à 54.

Quatre jours après son arrivée, M. R..... éprouve une crise très pénible, avec des angoisses inexprimables; j'en fus témoin, la face était très pâle, le pouls très petit, le malade éprouvait un serrement et une oppression très pénible à la région stomacale, avec des douleurs très intenses, peu de sensibilité à la pression de la région douloureuse. Cette crise eut six heures de durée. Le lendemain, l'état était satisfaisant; boisson à très petite dose. Le surlendemain, autre crise très pénible, qui a dix heures de durée. Indépendamment des calmants, j'emploie les frictions avec une pommade fortement chargée de sulfate de quinine aux aines et aux aisselles, L'amélioration se produit après cette seconde crise. La boisson à dose faible et à quantité progressive, les bains, les douches écossaises, tel est le traitement suivi. Le malade peut manger sans souffrance, voit ses forces revenir, le teint est meilleur, l'embonpoint reparaît. Après un mois de traitement, nous pouvons dire que M. R..... est *complètement guéri.* Plusieurs années après cette cure, je l'ai revu gros et gras et se portant à merveille.

N° 4. — DYSPEPSIE GASTRO-INTESTINALE. — SUITE D'UN SÉJOUR PROLONGÉ DANS LES CLIMATS INSALUBRES. — ENTÉRITE

M. P....., lieutenant de vaisseau, âgé de 32 ans, d'un tempérament nerveux, a navigué dans les mers de l'Inde, de la Chine et du Mexique; il a eu la fièvre jaune dans ce dernier pays. Sa santé est dérangée depuis cinq ans; sa constitution est toute détériorée; il est pris de vomissements très fréquents, ainsi que de diarrhées douloureuses et abondantes. Ce malade arriva dans un état de santé déplorable, maigre, pâle, ayant la mine d'un vieillard, éprouvant des maux d'estomac incessants, vomissant à chaque instant, n'ayant plus d'appétit, la langue sale et chargée, pouvant à peine se traîner; c'est une constitution qui paraît usée.

L'eau de la source Saint-Léger en boisson, à laquelle se joint un traitement hydrothérapique bien suivi, amène chez ce jeune homme une transformation rapide ; sa langue se nettoie, l'appétit revient, le teint pâle et blafard disparaît et refleurit; les digestions, si laborieuses et si pénibles, deviennent faciles, les forces ont reparu.

M. P.... fait l'admiration de tous les malades qui l'avaient vu arriver si défait, et qui maintenant le voient se livrer à tous les exercices de son âge, *n'éprouvant aucune souffrance.*

N° 5. — GASTRO-ENTÉRALGIE

Mme V....., âgée de 52 ans, constitution délicate, n'a jamais été bien portante. a été prise d'une *entérite* très intense, caractérisée par des douleurs abdominales très-vives, diarrhée et fièvre, a eu depuis successivement deux *gastralgies.* Elle présente à son arrivée une langue saburrale, la région stomacale sensible, douloureuse, sans trace d'aucune tuméfaction ; ses digestions sont très pénibles, parfois un peu de diarrhée ; ces symptômes sont accompagnés d'un grand affaiblissement général. Après vingt-deux jours de traitement, Mme V..... a la langue nette, *digère bien,* sans souffrance, n'a plus de diarrhée, a bonne mine et est *tout à fait bien.*

N° 6. — DYSPEPSIE FLATULENTE TRÈS DOULOUREUSE

M. L....., âgé de 54 ans, d'une constitution nerveuse et très délicate, souffre depuis deux ans. Il y a un an, il a fait en Espagne un voyage très-fatigant, et pendant lequel il a eu souvent une nourriture insuffisante. Depuis ce temps, il a de grandes douleurs stomacales ; tous les mois il éprouve des crises, caractérisées par des serrements comme dans un étau, qui compriment la poitrine, l'estomac et le reste du ventre ; il a des diarrhées abondantes, une inappétence complète, a horreur de la viande, ne peut se nourrir que de légumes, de fruits et de beurre pris en très petite quantité. La pression stomacale et abdominale n'est pas douloureuse, la maigreur est extrême, la mine déplorable ; pas de sommeil. Pendant les huit premiers jours du traitement, l'état de souffrance continue, puis l'amélioration se prononce, et, après douze jours, le malade digère très bien, dort, se fortifie et se transforme complètement. M. L..... quitte Pougues fort, dispos, complètement rétabli. C'est vraiment une *cure extraordinaire,* surtout après l'état misérable qu'il présentait à son arrivée.

N° 7. — GASTRALGIE

M. L....., âgé de 45 ans, ancien militaire, puis chef de gare, est d'une très forte constitution. Il est malade depuis huit mois, a eu des fièvres intermittentes ; perte d'appétit, gonflement de l'estomac, renvoi de gaz acides, envies de vomir, sensibilité de l'estomac très prononcée, digestions très difficiles, anémie, bouffissure de la face. L'état de M. L..... s'améliore rapidement ; l'appétit reparait, les digestions se font facilement, les douleurs cessent et il quitte Pougues en grande voie de guérison. Sa santé se *rétablit* bientôt parfaitement. J'ai eu plusieurs fois l'occasion de voir M. L..... depuis sa cure ; sa santé est toujours *restée parfaite.*

N° 8. — DYSPEPSIE. — GASTRALGIE

M. N....., âgé de 30 ans, d'une constitution nerveuse, a eu de grandes préoccupations d'affaires, a éprouvé des fatigues plus grandes depuis quelques mois. Il est pâle, maigre, éprouve des *vomituritions* d'eau glaireuse, souffre beaucoup de l'estomac. Les douleurs s'étendent du côté du foie, avec une teinte jaune très légère, sans ictère positif. Les urines sont un peu foncées ; l'estomac est sensible à la pression, néanmoins, l'examen le plus attentif ne peut faire soupçonner la moindre tuméfaction. Le traitement fait cesser ces douleurs, le renvoi d'eau glaireuse ; l'appétit renaît, les digestions s'opèrent facilement, le teint se rafraîchit et le malade éprouve avec raison la satisfaction la plus complète de sa cure.

N° 9. — DYSPEPSIE. — GASTRALGIE

M. R....., âgé de 41 ans, d'une constitution robuste, mais un peu nerveuse, éprouve depuis un an des douleurs d'estomac. Aussitôt l'ingestion des aliments, cet état douloureux dure deux ou trois heures. Le malade a des vomissements de glaire, quelquefois de bile, d'aliments ; la langue est un peu sale à la base ; aucune tuméfaction stomacale. Le traitement modifie promptement cet état, et le malade quitte Pougues digérant parfaitement.

N° 10. — DYSPEPSIE. — VERTIGE STOMACAL

M. C....., âgé de 33 ans, d'une constitution robuste, éprouve depuis quelques années des douleurs à l'estomac, des digestions très pénibles, accompagnées de vertiges très gênants, lesquels l'effraient beaucoup. Ce malade est replet, et très coloré, se croit ainsi disposé à l'apoplexie cérébrale. Sous l'influence du traitement les digestions *deviennent normales*, les *vertiges cessent* et le malade est *complètement guéri*.

N° 11. — DYSPEPSIE FLATULENTE. — ANÉMIE

M. P....., âgé de 27 ans, d'une constitution lymphatique, pâle, maigre, est malade depuis dix mois; perte d'appétit, digestions lentes, difficiles, renvoi de gaz par la bouche, pertes séminales, douleurs nerveuses générales, *céphalée* intense, faiblesse générale. Arrive à digérer parfaitement sans douleur, n'éprouve plus aucun accident, plus aucune souffrance ni pertes séminales, et part *frais, dispos et très fortifié.*

N° 12. — DYSPEPSIE TRÈS DOULOUREUSE

Mme D....., âgé de 40 ans, d'une constitution délicate, a la langue sale, le soir des rapports saburraux, des vomissements de bile, de glaire, d'aliments, ne vomit pas à la suite de son repas du matin, souffre beaucoup de l'estomac. A son départ, la malade présente une grande amélioration ; elle est plus forte, sa langue s'est nettoyée ; néanmoins, elle n'est pas satisfaite, ne trouve pas que Pougues ait bien réussi. Un mois après son départ, toutes les misères cessent ; la malade digère bien et ne souffre plus. Je l'avais vue partir mécontente de sa cure, aussi je la vis avec surprise revenir l'année suivante. Elle me raconta ce qui s'était passé chez elle, après son départ de Pougues ; elle avait passé un très-bon hiver ; néanmoins, au printemps, ayant éprouvé quelques troubles légers de la digestion, Mme D... avait cru devoir venir confirmer la guérison par une nouvelle cure. En effet, ses misères *disparaissent promptement tout à fait.*

N° 13. — DYSPEPSIE. — VERTIGE STOMACAL.

M. Ch....., âgé de 54 ans, d'une constitution lymphatique et nerveuse, depuis un an éprouve des digestions lentes et difficiles; de temps en temps, il est pris de *vertiges*, une ou deux heures après le repas. Autrefois, il avait souffert de névralgies faciales et temporales. Ce malade, pâle, maigre, a la langue un peu sale. Il se trouve très bien de son traitement, *digère* convenablement et n'a plus ses *vertiges.*

N° 14. — DYSPEPSIE. — IRRITATION STOMACALE

M. J....., âgé de 62 ans, d'une constitution délicate, a beaucoup souffert pendant le siège de Paris de la mauvaise nourriture, a éprouvé de grandes inquiétudes. Il est pris de douleurs d'estomac intenses, accompagnées de vomissement. Grand amaigrissement, œdème des jambes et des paupières. Pâle, maigre, il ne présente ni albumine ni sucre dans les urines. Après deux jours de traitement, il fut pris dans la nuit de vomissements abondants, qui contiennent beaucoup de glaires avec filaments foncés, quelques-uns teints en noir, qui contiennent du sang. Cet accident, qui pouvait faire craindre une lésion organique, n'a pas de suite ; l'amélioration se prononce rapidement, les douleurs cessent, la digestion s'opère facilement et M. J..... quitte Pougues tout à fait *rétabli.*

N° 15. — DYSPEPSIE. — HÉMORRHAGIE GASTRO-INTESTINALE

M. Ch....., âgé de 52 ans, d'une constitution délicate très nerveuse, a beaucoup souffert pendant l'occupation de Rouen par les Prussiens. Il a éprouvé de grandes fatigues. Huit mois avant son arrivée à Pougues, le malade, à la suite d'une purgation, a eu un vomissement de sang noir, et ensuite a rendu des selles noirâtres. Il avait subi, dit-il, un traitement incendiaire qui l'avait mis dans un état déplorable, puis ensuite un traitement émollient qui l'a remis peu à peu. Aujourd'hui, il ne vit que de bouillon, de lait et d'un peu de viande blanche. M. Ch... éprouve un sentiment d'obstruction dans l'estomac et les intestins, surtout à gauche, sous la région splénique. Constipation opiniâtre, langue pâle, grande maigreur, pas de tumeur à l'estomac ni dans les intestins ; légère sensibilité à l'estomac ; chaleur le long de la colonne vertébrale, vis-à-vis des reins surtout, sensibilité à la pression. Au bout de dix jours de traitement, légère crise, caractérisée par une diarrhée assez intense, mais qui ne persiste pas. L'amélioration marche rapidement, et le malade quitte Pougues frais et dispos, *digérant admirablement*, mangeant toute espèce d'aliments, sans éprouver aucun accident.

N° 16. — DYSPEPSIE. — NÉVRALGIES GÉNÉRALES

M. R......, âgé de 62 ans, d'une constitution nerveuse, malade depuis huit ans, a des digestions très pénibles et très laborieuses ; ses souffrances viennent trois à quatre heures après le repas ; il est pris fréquemment de vomissements de matières aigres, la constipation est opiniâtre. M. R..... éprouve en outre des douleurs nerveuses assez générales dans différentes parties du corps, d'élancements dans la tête ; par contre, il présente une *anesthésie* cutanée à la partie antérieure de la cuisse gauche. Il est pâle, maigre et très affaibli, la langue est nette. Le traitement transforme rapidement ce malade, qui part engraissé et *digérant parfaitement*, sans éprouver aucune douleur nerveuse.

N° 17. — DYSPEPSIE FLATULENTE

M. de B....., âgé de 43 ans, d'une constitution nerveuse, est malade depuis trois ans. A cette époque, il fut pris de coliques opiniâtres et de diarrhée, combattues par le colombo et le sous-nitrate de bismuth, puis ensuite des douleurs d'estomac. Envoyé en Algérie, il fut pris de fièvres intermittentes qui durèrent deux mois. Les digestions devinrent lentes et difficiles ; les bains de mer améliorèrent son état, mais bientôt il devint plus souffrant, les digestions furent plus douloureuses, plus lentes ; il rendait beaucoup de gaz, passait alternativement de la diarrhée à la constipation. La langue se salit davantage, la maigreur se prononce, les forces s'affaiblissent, il se présente à Pougues dans un état assez misérable. Le traitement le rafraîchit, le fortifie, rend ses digestions faciles, et le malade part, n'éprouvant plus aucun accident.

N° 18. — ENTÉRITE CHRONIQUE

M. P....., âgé de 34 ans, d'une constitution très vigoureuse, habite l'Amérique méridionale depuis douze ans. Sa santé s'y est détériorée ; depuis cinq ans, il a une diarrhée très intense ; chaque jour, il a cinq à six selles avec borborygmes et coliques très douloureuses. La bouche est mauvaise, la langue est sale, blanchâtre, les digestions très pénibles, le facies est très altéré, l'amaigrissement prononcé, avec une faiblesse générale ; on trouve un peu de *glycose* dans les urines. Le traitement produit un changement radical, tout accident cesse, la digestion devient parfaite, la mine superbe, et le malade est *complètement guéri*.

N° 19. — DYSPEPSIE FLATULENTE. — VERTIGE STOMACAL

M. T....., âgé de 30 ans, à la suite de travaux sédentaires trop prolongés, tombe malade cet état dure depuis trois ans. Langue saburrale, gonflement stomacal, éructation de gaz nombreux, digestions douloureuses, souvent pris de vertiges pendant ses digestions très pénibles. La langue se nettoie, devient nette ; la digestion s'opère sans souffrance, le ballonnement cesse ainsi que les vertiges, et M. T..... obtient une guérison complète.

N° 20. — DYSPEPSIE. — VERTIGE STOMACAL. — ANÉMIE

M. H....., âgé de 51 ans, très vigoureux, est malade depuis un an ; perte d'appétit, maux d'estomac, vertiges stomacaux depuis six mois, parfois des vomissements ; pâle, maigre, battements de cœur, bourdonnements d'oreille, grande faiblesse. Le traitement lui donne de l'appétit, fait cesser ses douleurs d'estomac et ses vertiges, le colore, le fortifie et rétablit sa santé.

N° 21. — DYSPEPSIE. — ANÉMIE

M. L....., âgé de 51 ans, a beaucoup souffert pendant le siège de Paris. A la suite, il fut pris de douleurs d'estomac ; maintenant, il ne peut plus manger, quelquefois seulement par caprice ; il a la langue sale, le pouls petit, éprouve une grande faiblesse, peut à peine se traîner, l'impulsion du cœur et la respiration très faibles, enfin présente les symptômes d'une anémie très marquée. Sous l'influence du traitement d'abord excessivement modéré, M. L..... voit renaître son appétit, ses digestions s'opérer normalement, bientôt il mange à table d'hôte comme tout le monde et quitte Pougues, frais, coloré, fortifié et présentant l'état le plus satisfaisant.

N° 22. — DYSPEPSIE FLATULENTE

M. P....., âgé de 47 ans, très robuste, a fait un grand abus de tabac et d'eau-de-vie, sa langue est sale, l'estomac ballonné, rend beaucoup de gaz ; après les repas, ses digestions sont très difficiles, douleurs névralgiques intercostales très pénibles et hypocondrie très prononcée. M. P..... arrive à très bien *digérer*, à se débarrasser à la suite du traitement de ses gaz, de ses douleurs, de son hypocondrie et a une *mine superbe* à son départ.

N° 23. — DYSPEPSIE. — ANÉMIE

M. B....., âgé de 43 ans, notaire, malade depuis plusieurs années par suite de contentions d'esprit, travail trop assidu, manque d'exercice et repas très mal réglés, n'a plus d'appétit, la langue sale, jaunâtre, a des digestions très lentes, goût de bile après les repas, une constipation très opiniâtre. Le travail lui devient très difficile, il ne peut plus manger ; aussi il est pâle et est tombé dans la plus grande faiblesse. Le traitement le *transforme rapidement*, l'appétit renaît, les digestions se font bien, et M. B....., fortifié, a une mine superbe.

N° 24. — DYSPEPSIE AVEC GRANDE IRRITABILITÉ. — ANÉMIE

M. P....., âgé de 36 ans, d'un tempérament nerveux et lymphatique, est malade depuis trois ans. Vomituritions de matières glaireuses puis d'aliments, est arrivé à ne pouvoir plus prendre que du lait, qui détermine des douleurs d'estomac très vives. Sensibilité vive à la région stomacale, sans résistance marquée, constipation opiniâtre. Le malade est pâle, très anémique, éprouve des palpitations, des vertiges. Le traitement amène rapidement une grande amélioration. Il reprend des couleurs, se fortifie et part mangeant et *digérant fort bien*.

N° 25. — DYSPEPSIE. — GASTRALGIE

M. A....., âgé de 25 ans, d'une bonne constitution, est malade depuis quinze mois, a consulté un grand nombre de médecins et employé toute espèce de remèdes sans succès. Il a la langue sale, des digestions très difficiles, des rapports gazeux très gênants, souffre d'une manière atroce trois à quatre heures après les repas, qui ne se composent plus que de lait, a une constipation très opiniâtre. On ne trouve aucune tumeur à l'estomac. Le malade, pâle, maigre, défait, est tout découragé. Le traitement produit chez lui un changement rapide. Après cinq jours de traitement, M. A....., qui ne pouvait prendre que du lait, mange comme tout le monde, trop peut-être, car il se donne une indigestion ; enfin, il reprend des forces, de la couleur et part ayant *recouvré une santé complète*.

N° 26. — GASTRALGIE. — ANÉMIE PROFONDE

Mlle P....., âgée de 38 ans, d'une constitution nerveuse et très délicate, a toujours eu une santé débile ; s'est dépensée par un excès d'énergie. Six mois auparavant, elle a été atteinte d'une fièvre intermittente pernicieuse, tombe à la suite dans une anémie profonde. Le pouls est petit, très faible, la langue nette, l'estomac très douloureux ; elle ne peut prendre que des bouillons, a de la tendance à la diarrhée, des flueurs blanches avec des douleurs lombaires et, en plus, des douleurs nerveuses générales et surtout céphaliques. L'affaiblissement est très prononcé, la malade ne peut se traîner. Mlle P.... commence par prendre de l'eau par quart de verre, pour augmenter graduellement ; je la soumets immédiatement aux douches froides très courtes. Ses forces reviennent, l'appétit devient excellent, elle digère parfaitement et marche très bien ; enfin, c'est une *transformation complète*.

N° 27. — GASTRALGIE

M. B...., âgé de 29 ans, pâle, maigre, délicat, a des digestions très difficiles depuis quatre ans, ne peut manger, bien qu'il ait appétit, à cause de ses souffrances. Il a des rapports gazeux et aigres, de la constipation. Il est très amaigri, et, par suite, d'une grande faiblesse. M. B.... éprouve une grande amélioration, suite de son traitement ; il est fortifié, mange bien et *digère facilement sans souffrance*.

N° 28. — DYSPEPSIE FLATULENTE

M. G....., âgé de 33 ans, très nerveux, a bon appétit, mais souffre beaucoup après es repas, pesanteur, gonflement de l'estomac, rend beaucoup de gaz, a de la constipation. M. G..... a une grande tendance à la tristesse, à l'hypocondrie, éprouve des battements de cœur et présente des symptômes d'anémie assez prononcée. Il arrive à digérer très bien, sans souffrance, reprend sa gaieté et est *complètement guéri*.

N° 29. — DYSPEPSIE. — GASTRITE

M. M....., âgé de 34 ans, d'une bonne constitution, après de grandes fatigues, beaucoup d'irrégularités dans l'heure de ses repas, est devenu très souffrant. Il est malade depuis trois ans, mais, depuis trois semaines surtout, son état s'est bien aggravé et ses digestions sont devenues beaucoup plus difficiles ; la muqueuse buccalc et pharyngienne s'est recouverte de muguet ; aujourd'hui, le muguet a disparu, mais toutes ses muqueuses sont très rouges et irritées, l'estomac est très sensible, le malade ne peut prendre qu'un peu de bouillon et est tombé dans un grand état de faiblesse ; la constipation est très prononcée. Sous l'influence d'un traitement sagement gradué, l'irritation disparaît, l'estomac n'est plus douloureux, le malade *mange et digère très bien*, les forces reviennent, et M. M...... reprend sa *première vigueur*.

CONCLUSIONS

Ces faits et un grand nombre que nous pourrions relater prouvent que le traitement de Pougues *convient essentiellement* à ce groupe d'affections gastro-intestinales connues sous le nom de *Dyspepsies*.

Cette affection se présente souvent dans différentes maladies, telles que la *goutte,* la *gravelle,* le *diabète,* les *affections du foie,* etc.; dans ces cas, elle n'en est pas moins tributaire de ce traitement, d'autant que généralement celles-ci se trouvent également très bien de l'eau de Pougues, comme nous l'avons d'ailleurs démontré par des travaux antérieurs.

Toutefois, l'emploi de l'eau de Pougues serait généralement contre-indiqué dans toute lésion organique de l'estomac et de l'intestin, surtout lorsque ces lésions se présentent aux orifices cardiaque et pylorique, au pylore surtout. Il augmente les accidents tels que les douleurs, les vomissements grisâtres, noirâtres et sanguinolents.

Néanmoins, j'ai vu plusieurs malades, qui portaient évidemment des lésions stomacales de ce genre ne siégeant pas au pylore, mais dans un point quelconque de la muqueuse stomacale, supporter assez bien le traitement et en retirer un certain bénéfice. Je pourrais citer un malade qui me fut envoyé il y a quelques années, portant une *plaque indurée* au niveau de la grande courbure de l'estomac ; les orifices étaient sains. Ce malade, pâle, jaune, maigre, œdématié, présentant le facies caractéristique, ayant en quelque sorte un pied dans la tombe, ne pouvait plus manger et était excessivement affaibli. Je le soumis à de très minimes quantités d'eau en boisson, à quelques douches mitigées ; je le vis reprendre l'appétit, manger très convenablement, sans éprouver aucun accident. Ses forces reviennent en partie, bien qu'il présente toujours le même *facies.* Enfin M. X... quitta Pougues enchanté, se croyant presque guéri (il ne connaissait pas l'affection qu'il portait), et put ainsi prolonger son existence de quelques années.

9874. — Paris. — Imp. Vᶜ Éthiou-Pérou, rue Damiette, 2 et 4.

DU MÊME AUTEUR

Observations médicales sur les Eaux minérales de Pougues. — 1866.

Du traitement de certaines affections chroniques par les Eaux minérales de Pougues. — 1869.

Du Diabète et de son traitement par l'Eau minérale de Pougues (source Saint-Léger). — De l'action thérapeutique du gaz acide carbonique fourni par cette source. — 1873.

Traitement du Catarrhe de vessie par les Eaux de Pougues. — 1879.

Du traitement de la Gravelle et de la Goutte. — 1880.

9 782019 289027